AF591504

DISSERTATION
SUR
LE GUY,
REMEDE SPECIFIQUE POUR LA CURE DES MALADIES CONVULSIVES,

Mise au jour pour le bien public, par *Monsieur* J. COLBATCH, Membre du College de Médecine à Londres.

Et traduite de l'Anglois par H. FREEMAN; *Etudiant en Chirurgie.*

A PARIS,
Chez LAISNEL, ruë du Petit-Pont.

M. DCC. XXIX.
Avec Approbation & Permission.

AVIS DU TRADUCTEUR.

AU lieu de Préface qui assez souvent ne regardant que l'Auteur, n'interesse pas beaucoup le Lecteur, il sera plus à propos de dire en faveur du Remede proposé dans cette Dissertation, qu'ayant écrit à Mr. Colbatch, & luy ayant communiqué l'intention que j'avois de rendre publique la traduction de son Ouvrage, je le priois de me mander, si depuis l'impression de son Livre, il n'avoit point fait quelques nouvelles Observations dignes de remarques.

Quoyque je n'aye point l'honneur d'être connu de luy, il me fit une réponse très obligeante, & me manda qu'il n'avoit rien à ajouter à ce qu'il avoit écrit, qu'un grand nombre d'experiences pareilles à celles dont il parle dans sa Dissertation, qui toutes le confirmoient de plus en plus dans la vertu ſpecifique du Guypour la gueriſon des Maladies convulſives ; & que comme il n'avoit écrit que pour le bien public, je luy ferois plaiſir de publier ſon Livre en France : qu'il ajouteroit ſeulement à ce qu'il avoit dit, que je pouvois compter que le Guy croiſſant ſur toutes ſortes d'arbres, avoit la même vertu que celuy qui croît ſur le cheſne, ce qu'il avoit experimenté depuis peu, ayant trouvé moyen d'en avoir une quantité ſuffiſante pour en être très pleinement convaincu.

Cette Traduction auroit paru plutôt, ſi l'on avoit pu la retirer des mains d'une perſonne celebre en Chirurgie & en Médecine qui m'a aſſuré avoir fait avec du Guy de pommier pluſieurs experiences qui luy ont très bien réuſſi.

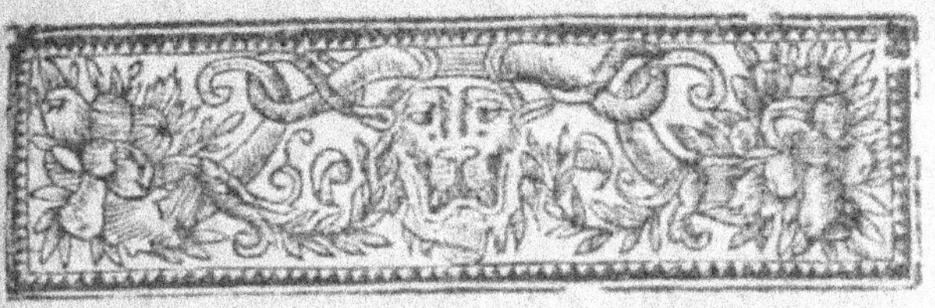

DISSERTATION SUR LE GUY,

Remede specifique pour la Cure des Maladies Convulsives.

PREMIERE PARTIE.

L'EXEMPLE terrible d'une maladie Epileptique qui affligeoit une personne qui m'étoit parent & ami, & sur laquelle on avoit essayé toutes sortes de remédes inutilement, me fit faire plusieurs réflexions serieuses sur ce sujet : & comme elle étoit journellement devant mes yeux, son état me faisoit des impressions d'autant plus sensibles ; j'eus recours aux plus celebres remedes qui ayent été recommandés dans tous les tems, & au secours de mes amis les plus distingués dans leur profession.

On passa quatre ou cinq ans dans des tentatives inutiles, & le jeune homme dont je parle alla toûjours de pis en pis, jusqu'á ce qu'enfin il devint Cataleptique ; il arrivoit quelquefois qu'etant debout, il demeuroit dans cette posture comme une statue sans mouvement ni sentiment. Quand il étoit pris de cette façon, on ne manquoit jamais de le mettre sur un lit ; son accès duroit quelques heures : mais je suis persuadé que s'il s'étoit trouvé seul, il feroit resté dans la même posture pendant tout le tems de l'accès.

Allant un jour à la campagne, je vis plusieurs Noisetiers chargés de Guy, il me vint aussitôt dans l'esprit qu'il devoit y avoir quelque chose d'extraordinaire dans cette belle plante, que le Tout-Puissant l'avoit destinée à un meilleur usage que pour nourrir des grives ou pour être superstitieusement suspendue dans les maisons pour en chasser les malins esprits : & que le Guy qui croissoit sur les autres arbres pouvoit être aussi utile au genre humain que celuy qui croissoit sur le chesne.

De plusieurs Auteurs qui ont écrit sur l'Epilepsie, je venois de lire *Marcus Marci de liturgia mentis*, qui est l'ouvrage le plus satisfaisant que j'aye encore vû à ce sujet pour la théorie, & certainement le plus propre à jetter les fondemens d'une pratique raisonnable dans la cure des maladies convulsives.

Aprés avoir éxaminé aussi exactement qu'il m'a été possible la nature du Guy, j'ay conclu *a priori*, que c'étoit un reméde qui vrai semblablement pouvoit non seulement guerir l'Epilepsie, mais même toutes les maladies convulsives, suivant l'hipotése de *Marcus Marci* (j'entends parler du Guy commun & ordinaire) il y a plusieurs siecles qu'on vante les vertus du Guy de chesne, sans qu'on ait fait cas d'aucun autre, ni qu'on l'ait regardé comme ayant aucune vertu médecinale.

Le Jeune Homme dont j'ai parlé avoit à la verité pris un peu de Guy dans la poudre de Guttete & autres remédes composés dont on fait usage dans les maladies épileptiques : mais quand je fis réflexion que le Guy n'étoit qu'une des drogues de ces compositions chargées de beaucoup d'autres, je conçus qu'on ne pouvoit pas juger de l'effet particulier de ce reméde, & si le Guy étoit capable d'en produire aucun par luy-même pour la guerison d'une d'une maladie aussi violente.

En lisant ce qui a été écrit sur les Druides (quoique fort imparfait) qui anciennement étoient des Prêtres & des Philosophes habitans cette Isle & les contrées voisines, & qui étoient dans la plus grande veneration ; je me suis imaginé que ce respect singulier qu'on avoit pour eux, venoit des cures étonnantes qu'ils faisoient par le moyen du Guy de chesne, cet arbre étant sacré pour eux, & sur tout celui qui étoit chargé de Guy. Cette réflexion m'excita à essayer du Guy commun dans toute son étendue ; & après en avoir vû quelques effets surprenans, je conclus que c'étoit par ce divin rémede qu'ils s'étoient attirés les honneurs presque divins qu'on leur rendoit.

Mais le Guy de chesne étant le seul vanté comme bon à quelque chose, j'étois bien embarassé de sçavoir comment en trouver une suffisante quantité ; car je ne me souviens point d'en avoir vû dans aucun de mes voyages, & de ceux de ma connoissance. Je ne sçache pas plus de deux personnes qui en ayent eu.

Cela me donna occasion de rechercher si le Guy tiroit quelque vertu de l'arbre sur lequel il croissoit ; & si toute sorte de Guy n'avoit pas la même vertu.

Après y avoir pensé quelque tems, je conclus que le Guy de *Tillau*, de *Pommier*, de *Poirier*, & de tout autre arbre devoit avoir les mêmes vertus que celui de chesne par les raisons suivantes ; ce qui m'a été confirmé depuis par grand nombre d'experiences plus fortes que tous les raisonnements.

Or, loin de supposer que le Guy de chesne surpasse en qualité celui de tout autre arbre, j'ai trouvé cependant par une experience de plus de douze années, que le Guy commun est le meilleur & le plus specifique remede que j'aye encore connu : & d'autant qu'on en peut avoir par tout, il doit être regardé comme une grande faveur du Ciel. & si quelqu'autre espece le surpasse, ceux qui sont en état de s'en servir, en doivent faire cas à proportion.

Si le Guy étoit en quelque maniere produit par l'arbre sur lequel il croît, il seroit raisonnable de penser qu'il devroit se ressentir des qualités de l'arbre qui le produit, comme le gland, la pomme de chesne & l'écorce, mais comme il est provigné par greffe ou par écusson, il en est tout autrement.

Un Abricotier, ou un Pêcher greffé sur une tige de Prunier, ou une bonne pomme ou poire sur une tige de pommier sauvage, ne produiront pas des prunes ou des pommes sauvages, mais des abricots & des pêches, des poires & des pommes.

On dit ordinairement que le Guy est provigné par un oiseau appellé Grive de Guy, lequel nom lui vient aparemment parce qu'il se nourrit des fruits de cette plante pendant l'hyver ; la chair du fruit sert d'aliment à cet oiseau, mais la graine qu'il ne digere point étant chassée avec ses excremens, s'attache aux branches des arbres sur lesquelles elle tombe, parce qu'elle est d'une nature fort gluante ; & s'il se rencontre quelque fente dans l'écorce, cette graine y entrant produit une plante l'année suivante : l'excrement étant de la nature de la glue, & la glue comme l'on dit communement étant faite des fruits de cette plante, on peut croire que cela a donné lieu au vieux proverbe, *Turdus cacat in sui excidium.*

On a souvent provigné cette plante

plante en faiſant une petite fente dans l'écorce de l'arbre, & mettant dedans de la graine ; l'on m'a dit auſſi qu'une perſonne en avoit orné tous ſes arbres pour les rendre plus agreables pendant l'hyver, & certainement on ne peut guere voir une plus belle plante.

Pline dit que le Guy a coutume d'épuiſer l'arbre ſur lequel il croît, mais je crois qu'il ſe trompe, & je m'imagine que la raiſon qu'il peut avoir eûe pour ſuivre cette opinion, c'eſt qu'ordinairement il croît ſur les vieux arbres ; pour moy j'en conclus qu'il ne croît ſur les vieux arbres plutôt que ſur les jeunes, que parce qu'ils ſont plus ſujets à avoir l'écorce remplie de fentes & de crevaſſes ; & comme on en voit plus ſouvent ſur les vieux arbres que ſur les jeunes, il a conclu delà qu'ils en étoient épuiſés.

Il paroît cependanr qu'il y a une

difference entre cette plante & toutes les autres plantes qui sont provignées, soit par greffe soit par écusson, qui sont communement nourries de la séve de la tige sur laquelle elles sont greffées : quoyque cependant, comme on l'a remarqué cy-devant, elles changent la nature de la séve qui leur est aportée par la tige, en leur propre séve : mais il me paroît douteux si le Guy tire sa nourriture entiere de l'arbre sur lequel il est. Il est vray que cette plante vit tout l'Eté : mais elle ne commence à fleurir & paroître en vigueur, que losque la séve de l'arbre est tombée, & entierement épuisée ; ainsi les feüilles & les fruits n'en sont murs & dans leur perfection qu'à la fin de Decembre ; & plus la saison est rude & rigoureuse, plus le Guy a de vigueur. Or voyant que le suc & la seve nouriciere de l'arbre sont en quelque façon éteintes dans cette saison, je suis fort porté à croire qu'elle tire sa principale force de l'air. Il m'est même venu dans l'idée de tenter de le prouver par des experiences faciles ; mais étant obligé de demeurer à la ville, je n'ay pas eu la commodité de le faire jusqu'à present.

Je ne sçais point comment cette plante croît dans les pays chauds, & si elle croît sur les arbres qui ne perdent point leurs feuilles.

De tous les anciens qui en parlent, Pline est le plus étendu dans son Histoire naturelle, mais ce qu'il en dit vient peu à notre sujet ; & presque tous les autres recommandent le Guy de chesne pour les maladies épileptiques, sans qu'un seul donne les moyens de s'en servir d'une façon qui paroisse raisonnable.

Parmy les modernes, le fameux M. Boyle dans la deuxiéme partie de l'usage de sa Philosophie experimentale page 174 nous rapporte ce qui suit.

« Une jeune Demoiselle de gran- « de naissance étant attaquée depuis « long tems d'une maladie épilepti- « que & presque hereditaire ; après « avoir été fatiguée par une infini- « té de remedes qui luy avoient été « ordonnés par les plus fameux Mé- « decins qu'on eut pu trouver, sans « aucune diminution, & devenant « au contraire malade de plus en « plus, de façon qu'elle avoit sou- « vent dans un même jour huit ou « dix accès, fut guerie par l'usage « de la seule poudre de Guy de chê- « ne veritable qui lui fut donnée « le matin autant qu'il en pouvoit « tenir sur une piece de six sols dans « de l'eau de cerises noires ou mê- « me de la biere, pendant quelques « jours aux approches de la pleine « Lune. La malade elle-même &

ceux qui lui donnerent le remede "
m'ont aſſuré que quoyqu'elle eut "
à peine ſenti aucun effet ſenſible "
principalement quand elle dor- "
moit après ; cependant elle n'en "
eut jamais qu'un ſeul accès depuis "
le premier jour qu'elle eut pris du "
remede ; il luy avoit été donné "
par un vieux Gentilhomme qui "
ſe trouva preſent par hazard lorſ- "
qu'elle tomba comme morte : ce "
Gentilhomme aſſura avoir tou- "
jours gueri cette maladie, quand "
il pouvoit trouver du veritable "
Guy de cheſne qui eſt très rare "
en ce pays-cy. J'auray peut-être "
occaſion de rapporter ailleurs les "
experiences que nos amis en ont "
faites depuis avec ſuccès "

Le Docteur Cole mon amy encouragé par la voix de l'antiquité, & la relation de M. Boyle, avoit bien envie d'eſſayer ce qu'il pouroit faire ſur un malade qui étoit tombé entre ses mains par la mort de son premier Médecin, lequel l'avoit traitté inutilement pendant trois mois entiers. Voicy comme il raconte la chose & les circonstances de sa Cure.

« Un jeune homme d'un esprit « vif, âgé de quinze ans ou envi- « ron, après avoir été malade de « la Fiévre, dont-il étoit parfaite- « ment gueri, fut peu de tems « après attaqué d'un accès d'épilep- « sie, peu de jours après d'un autre, « & ensuite de plusieurs, mais « sans aucun retour periodique re- « gulier. Ces accès avoient telle- « ment attaqué ses nerfs & l'avoient « rendu si foible qu'il ne pouvoit « presque plus marcher, ni lever « avec ses mains un poids de quel- « ques onces, ni même tenir sa « plume avec laquelle il écrivoit « auparavant en perfection. Plu- « sieurs remedes ayant été faits auparavant à ce jeune homme ſans aucun ſuccès, je luy ordonnay un vomitif avec du ſel de Vitriol, & enſuite une ou deux purgations, après quoy j'eus ſoin de luy faire donner du Guy de Cheſne deux fois le jour dans quelque vehicule cephalique ; c'étoit l'unique & ſeul Guy que l'Apoticaire eût pû recouvrer, & ce fut un grand bonheur pour le malade, car depuis ce tems-là je n'en ay jamais pû rencontrer, en ſuivant ce regime, il n'eut pas depuis un accès. Et ayant continué le Guy juſqu'à préſent, il s'eſt ſenſiblement apperçû que ſes forces ſe retabliſſoient, de façon que non-ſeulement il marche, mais qu'il peut même courir & écrire parfaitement, c'eſt dont je ſuis témoin oculaire ; de ſorte que j'ay lieu d'eſperer qu'en continuant l'uſage de ce remede il guerira

« parfaitement de cette facheuse
« maladie, &c.

Ce Medecin étoit un de ceux qui furent appellés pour le jeune homme dont j'ay cy-devant parlé, mais comme on ne pouvoit trouver de Guy de chesne, on méprisoit celuy des autres especes, & l'on s'imaginoit que le peu d'effet de la poudre de guttete venoit de ce que les Apoticaires se servoient de Guy commun dans la composition de ladite poudre, au lieu de celuy de chesne : quoyqu'il en soit, il en entre si peu dans la composition de ladite poudre, que cela suffit pour la rendre sans effet ; & pour ce qui est du Guy contenu dans les Eaux antiepileptiques, le grand Zuelfer a remarqué qu'on n'en tire aucune vertu par la distilation ordinaire.

Ne pouvant donc trouver de Guy de chesne, je me pourvû d'une bonne quantité de celuy de *Tillau*, les

les arbres d'un des parcs de Hamptoncourt en ayant, au moins dans ce tems-là, une grande quantité, je le fis cueillir à la fin de Decembre, les feuilles, les fruits & les bourgeons ; je le fis sécher sur le four d'un Boulanger, où la chaleur est mediocre, constante & égale ; je le fis mettre en poudre très fine & dans une bouteille de verre couverte d'une vessie ou de cuir & mise en lieu très sec : si on ne le tient bien couvert & bien sec il se moisit & se gâte ; s'il est séché à trop grand feu, il perd sa vertu, & devient sans effet : il est bon aussi de faire sécher les plus grosses branches pour faire des decoctions & infusions.

Ainsi fourny de mon remede, quoyque sans réputation pour n'avoir pas cru sur un chesne ; j'avois beaucoup d'impatience d'en voir l'effet ; c'est pourquoy je le mis aussitôt en usage.

BIBLIOTHEQUE ROYALE

Il y avoit cinq ans que ce pauvre jeune homme étoit dans les remedes, & toujours de pis en pis ; de maniere que sa constitution naturelle tant du corps que de l'esprit étoit alterée à un tel point, que je ne présumois pas le pouvoir guerir: ce que je pouvois attendre de mieux étoit de le soulager, & luy rendre moins facheux le reste de sa malheureuse vie.

De vif qu'il étoit à l'âge de douze ans, il étoit devenu à dix-sept entierement hebeté, & le spectacle le plus digne de pitié qu'on put voir, tant dans ses accès qu'après ; quoyqu'il en soit, en quelque facheux état qu'il fut, je mis mon remede en œuvre, sûr qu'il ne luy feroit point de mal, s'il ne luy faisoit pas de bien.

Ses accès au commencement, suivoient la Lune pleine ou nouvelle ; mais dans la suite il en avoit en tout tems : je commençai donc sans avoir égard à cette circonstance.

Je luy donnai d'abord un demy gros de la poudre reduite en *Bolus* avec du sirop de pivoine, & ce de six heures en six heures, & après chaque prise un grand verre d'une infusion forte, faite avec les tiges de Guy concassées & adoucies avec du sirop de Pivoine.

A mon grand étonnement, il n'eut pas un seul accès d'Epilepsie pendant un mois & plus, depuis qu'il eut commencé ce remede, & n'en eut aucun de Catalepsie jusqu'au jour de sa mort : il continua ce remede pendant trois ans, mais après quelques mois, il n'en prenoit plus que le soir & le matin ; & pendant tout ce tems, il se portoit passablement bien, mais comme il avoit presque entierement perdu la memoire pendant les cinq années de sa maladie, on ne jugea pas à propos de le faire appliquer à aucune étude, ni l'employer à rien qui le put fatiguer ; c'est pourquoy on l'envoya à la campagne avec une personne pour luy tenir compagnie & le garentir des accidens qui luy pouvoient arriver.

Il y vécut avec assez de contentement, faisant plaisir à ceux avec lesquels il conversoit ; il étoit même capable de s'appliquer quelquefois à l'étude : il avoit pourtant de tems à autre quelque accès de sa maladie, mais il étoit quelquefois trois mois sans en avoir, & ses accès étoient legers en ayant toûjours quelque pressentiment, de façon qu'il pouvoit aller à cheval.

A la fin il fut pris d'une maniere toute differente de ce qu'il avoit été auparavant & mourut en vingt-quatre heures ; je ne le pus voir après sa mort, je demandai qu'on luy ouvrit la tête, ayant grande raison

raison de soupçonner que son mal luy venoit d'un coup malheureux qu'il avoit reçû sur la tempe gauche, dont il se plaignoit souvent au commencement de sa maladie, avant qu'il fut devenu stupide ; on me raporta qu'on avoit trouvé une tache noire de la grandeur d'un chelin sur la dure mere & sous l'os de la tempe.

Il est vray que cela ne peut pas être appellé une cure, aussi ne m'y attendois-je pas, cependant j'eus tout le succès que je pouvois raisonnablement esperer, qui étoit de luy rendre les restes de sa miserable vie moins tristes & facheux ; & d'avoir par ce moyen occasion de mettre au jour un des plus grands & des plus utiles remedes de la Médecine, & qui a la proprieté admirable de faire tout le bien imaginable dans le plus grand de tous les maux sans jamais faire aucun mal.

Le Quinquina est un grand remede contre les fievres intermittentes & dans quelques autres occasions ; mais j'ay souvent remarqué que n'étant pas appliqué bien à propos, il devenoit d'une terrible & fatale consequence. Pour le Guy, j'ose assurer qu'il ne peut jamais faire de mal, & que quoyque ce ne soit qu'un remede simple & innocent, il est souvent capable de guerir des maladies qui paroissent (comme le fameux Willis nous le represente dans la description de l'Epilepsie, dans son Traité des maladies convulsives) ne gueres differer de celles que nous lisons dans l'Evangile qui étoient gueries par notre Seigneur : mais il guerissoit d'une seule parole & non par les remedes. Loüange luy soit donnée à jamais de ce qu'il a créé & nous a laissé pour le soulagement des malades, des remedes tels que celuy dont je traite presentement.

Je ne serois pas assez dépourvû de raison pour vanter ce remede comme je fais, n'y ayant aucune veüe d'interest pour moy, si je n'étois très sûr de ses effets ; & si par un grand nombre d'experiences réiterées, je n'étois pleinement convaincu qu'il peut être d'un très grand avantage dans le monde, n'y ayant pas une famille à laquelle il ne puisse être utile, soit dans un tems ou dans un autre.

J'ay souvent vû qu'un scrupule de cette poudre mêlée avec de l'eau de cerises noires a gueri des enfans prêts à agoniser par des convulsions violentes, mais alors on repetoit ce remede très souvent & en moindre quantité, jusqu'à ce qu'ils fussent entierement gueris. Je ne l'ay presque jamais vû donner aux enfans sans avantage ; il ne faut pas toujours esperer une guerison parfaite, & dans des maladies de cette nature, c'est beaucoup de recevoir du soulagement.

Il est bon dans leurs tranchées pour émousser l'acrimonie de la bile ou du suc pancreatique, & si on ne leur peut faire prendre autrement, on le peut mettre dans leur boüillie, panade &c. aux enfans les plus jeunes, on ne leur en peut jamais donner trop; plus ils en prennent, mieux ils se portent, étant d'une qualité nourissante sans être chaud, & n'ayant rien qui tende à leur donner la fiévre; il est au contraire febrifuge: je l'ay souvent trouvé d'un très bon usage dans les fievres lentes acompagnées de simptomes convulsifs.

Je n'ay jamais vû depuis que je pratique la medecine que deux personnes attaquées de cette maladie terrible appellée *Chorea Santi Vitis:* l'une avant que je connusse l'usage du Guy, fut assistée par d'autres

Medecins ; & malgré tout ce que l'on put faire, elle mourut miſerablement.

Il y a environ trois ans que l'on me fit voir l'autre, c'étoit une fille d'environ ſept ans, elle paroiſſoit avoir tous les muſcles en convulſion ; ſi elle étoit debout, elle danſoit perpetuellement, jettant ſes bras d'un côté & d'autre ; tous les muſcles de ſon viſage étoient en contraction & difformes ; elle remuoit la tête de tous côtés de façon que je n'ay rien vû de plus digne de compaſſion : quand elle étoit couchée, c'étoit toute la même choſe : on étoit obligé de ſe tenir à côté d'elle pour remettre les couvertures ſur elle, & jamais elle ne dormoit. Je luy fis prendre environ deux gros de la poudre de Guy par jour ; & quand elle en eut pris douze ou quatorze onces, elle fut parfaitement guerie & continue à ſe bien porter : elle commença à se mieux porter au bout de deux jours qu'elle en eut pris, & passablement bien au bout de quinze jours ; mais je luy fis continuer le remede jusqu'à ce qu'elle en eut pris la quantité que je viens de dire pour la précautionner contre les recheutes.

Une aimable Demoiselle de ma connoissance avoit été travaillée de convulsions pendant vingt années, elle avoit eu pendant ce tems les avis des meilleurs Médecins ; la vie cependant luy étoit devenue tout à fait à charge : par l'usage de la poudre de Guy pendant une année ou deux, elle a recouvert entierement sa santé, jouissant des agrémens de la vie autant que personne.

J'ay tant d'exemples de differens malades, jeunes, vieux, riches, pauvres, & des deux sexes, dont quelques uns étoient affligés d'Epilepsie depuis plusieurs années, qui ont été pleinement gueris, ou ont au moins reçû beaucoup de soulagement de ce divin remede ; que je me crois obligé en conscience de le faire connoître au Public, d'autant plus, comme je l'ay déja dit, que je n'ay point encore connu de remede plus capable de faire du bien, sans jamais faire aucun mal.

Une autre raison encore qui m'y a engagé, c'est en faveur des pauvres, parce que tout le monde en peut avoir, le plus pauvre comme le plus riche, & que la preparation en est fort aisée.

Tant qu'on a fait resider la vertu du Guy dans celuy de chesne, il n'étoit d'aucune utilité par l'impossibilité d'en trouver : j'en ay cherché pendant plus de trente cinq ans, sans en avoir jamais vû une branche, & comme je l'ay déja dit je n'ay jamais connu que deux personnes qui en eussent.. Si le Guy commun qu'on peut trouver partout, est capable de faire des effets aussi surprenans que ceux que l'on attribue au Guy de chesne ; j'auray la satisfaction d'esprit dont jouissent ordinairement ceux qui ont le bonheur d'être de quelque utilité dans le siecle oú ils vivent, & c'est ce que j'ay toute ma vie très ardemment souhaité.

Mais si suivant l'usage de tous les tems, & les exemples modernes que j'ay raportés, on doit préferer le Guy de chesne, je ne fais nul doute qu'on n'en puisse faire porter à tous les chesnes d'Angleterre, comme je l'ay cy-devant proposé. Peut-être les Druides se servoient-ils de cette methode pour le provigner sur les chesnes qu'ils choisissoient pour leurs desseins, & quand on en aura abondament, il ne sera pas difficile de voir lequel est à preferer : mais je suis réellement persuadé fuadé que toute forte de Guy a la même vertu par les raifons alleguées cy-devant.

J'ay évité d'expliquer dans cette Differtation, pourquoy le Guy eft un fi excellent remede contre les Epilepfies, & toutes les autres maladies convulfives ; j'en ay feulement recommandé l'ufage par l'experience que j'en ay faite, & qui eft la même voye par laquelle le Quinquina a été connu : il fe poura faire que ceux qui le pratiqueront dans la fuite, feront de nouvelles decouvertes, & rendront cette matiere plus claire que je ne le puis faire prefentement. Quand bien même je le tenterois, cela groffiroit cette Differtation, fans être d'aucun avantage aux pauvres pour lefquels j'écris autant que pour les riches.

Je commençay à m'en fervir fur un examen & des raifonnemens

bien fondés, & le succès repondit a mon attente, même à mon grand étonnement en quelques rencontres, je ne doute point qu'on n'éprouve si ce que j'en ay dit est veritable ; & quand on verra que le succès répondra à ce qu'on en desiroit, j'espere que cela poura exercer les genies de ce siecle, qui en tireront des consequences qui pouront être utiles.

Comme le Quinquina a quelquefois besoin de secours pour dompter une fiévre quarte inveterée, j'ay aussi trouvé que le Guy a mieux réussi avec quelque reméde, pour vaincre les vieilles Epilepsies obstinées.

Un gros de sel de Mars ajouté à une once de Quinquina, le rendra plus capable de guerir une vieille fiévre quarte, que six onces de Quinquina seul ne pouroient faire, j'ay de même connu qu'un gros *d'Assa fœtida* ajouté a une once de poudre de Guy, le tout mêlé dans quelque électuaire, le fait agir bien plus efficacement que quand il est seul.

Des purgations legeres, & quelquefois la saignée, sont utiles avant l'usage du Guy, mais j'ay toujours craint de donner des vomitifs, même des plus doux dans les maladies convulsives, par les accidens que j'ay vû suivre des doses moderées de l'*Ipecacuana* même, qui est peut-être le plus sûr & le meilleur vomitif qui soit connu dans le monde, pour nétoyer l'estomach.

Si la plante n'est pas séchée & conservée comme je l'ay dit, on ne peut la conserver, & elle deviendra tout à fait inutile, on doit donc y avoir beaucoup d'attention.

Je ne doute pas que le Guy de chesne même n'ait souvent manqué de réussir pour n'avoir pas été cueilli, séché & conservé à propos,

& souvent pour n'en avoir pas fait prendre une suffisante quantité.

De ce que je viens de dire, j'espere qu'il se trouvera des personnes qui étendront mes experiences sur cette plante; j'en suis demeuré là, parce que je ne connoissois que deux Apoticaires ausquels je me pus confier pour en avoir de préparé comme il doit être : mais à l'avenir la dépense en étant très petite, j'espere qu'on en trouvera dans toutes les boutiques du Royaume.

Je seray très obligé à ceux qui me voudront bien communiquer les observations soit naturelles soit médecinales, qu'ils auront faites, ou feront dans la suite sur ce sujet.

Fin de la premiere Partie.

DISSERTATION

DISSERTATION SUR LE GUY,

Remede specifique pour la Cure des Maladies Convulsives.

SECONDE PARTIE.

L'IMPRESSION de la premiere Partie de cette Dissertation, ayant été bien reçue ; comme on avoit dessein d'en faire une nouvelle édition, j'ay cru à propos d'y ajouter quelques observations, & d'entrer plus dans le détail de l'usage de ce reméde surprenant : quelques uns s'étant plaints de ce deffaut dans la premiere Partie.

Comme je n'ay en vuë que le

bien public, je vais tâcher de rendre la chose aussi claire qu'il me sera possible.

Dans les fiévres qui ont régné dans Londres, & qui ont grossi les listes des morts au plus haut où je les ay vûs, j'ay toujours remarqué que l'article des convulsions a été au double des autres.

Il est vray-semblable que plusieurs de ces convulsions ont été les suites de la fiévre ; or cela supposé, j'ay souvent remarqué que le Guy donné en grande quantité en prévient ordinairement les suites fatales.

La plus grande partie des malades, non seulement à la campagne, mais à Londres même, sont entre les mains de gens qui n'étant pas des plus habiles, seront bien aise d'avoir un moyen de les guerir, tant pour établir leur réputation que pour gagner leur vie, le Guy est un vray reméde pour ces gens-là ; il coute peu, il ne peut faire de mal, & de la façon dont on leur explique la maniere de s'en servir, il peut faire beaucoup de bien, & leur acquerir de la réputation ; s'ils ne réüssissent pas à guerir leurs malades, comme le reméde ne leur cause rien de facheux & qu'il ne leur fait point de mal, le Médecin ne court pas grand risque luy-même.

J'ay eu cette année trc' ou quatre personnes sur lesquel[illegible] le Guy n'a pas agi comme je l'aurois souhaité, il y avoit un jeune homme qui n'avoit ses accès que pendant son sommeil, il les avoit eu auparavant dans la veille : j'ay toujours observé qu'il étoit plus difficile de guerir les accès qui ne viennent que pendant le sommeil ; cependant je suis persuadé qu'en continuant le remede plus long tems, ou en le prenant d'une façon differente qu'il n'a fait, il gueriroit à la fin.

Un autre étoit un pauve garçon de quinze ans, qui avoit eu cette maladie dès le berceau ; & quoyqu'il eut le remede pour rien, il manquoit d'habits pour se garentir du froid, & des autres choses necessaires à la vie.

Ses accès étoient souvent arretés des Lunes entieres, ce qui n'avoit jamais été auparavant ; mais au retour de l'hyver faute d'habits & par d'autres accidens, les accès revenoient & continuent aparemment, le peu de soin de ses parens m'ayant decouragé.

Le troisiéme étoit un jeune homme qui n'avoit qu'un accès ou deux par mois, & dans ses accès, il y avoit quelque chose de particulier ; il ne fut pas gueri en trois ou quatre mois : & comme il me parut qu'on n'étoit pas content de ce qu'il ne guerissoit pas plus vite, je cessay de le voir.

Enfin il y avoit une jeune femme d'environ trente-trois ans, dont la mere avoit depensé tout ce qu'elle avoit depuis sept ans pour tâcher de la guerir ; en quatre mois que je l'ay traitée, il y a eu en differens tems plusieurs apparences de guerison, mais la peine de se voir dans l'état miserable où elle se trouvoit, ayant été auparavant à son aise, empêchoit l'action du remede, j'espere cependant encore la pouvoir guerir, quoyque son état soit très déplorable.

Mais ces exemples où le succès n'a pas repondu à mon attente, ne sont rien en comparaison du grand nombre que j'ay gueri.

J'ay connu depuis peu qu'on peut sans beaucoup de peine tirer de la teinture du Guy avec l'esprit de vin, mais pour ne pas m'attribuer ce qui ne m'est pas dû, je vais dire la maniere dont cela m'a été connu.

Mr. Small Chirurgien s'entretenant avec Mr. Riddle Apoticaire des effets étonnans du Guy, disoit que c'étoit un grand malheur que quelques estomachs ne s'accommodassent pas de la poudre de Guy, comme effectivement je l'ay quelquefois rencontré, il le pria de voir si le Guy ne donneroit point sa teinture dans l'esprit de vin, comme fait le Quinquina, ajoutant que si cela étoit, il ne sçauroit pas pourquoy elle ne seroit pas plus efficace que la poudre de Guy, ainsi que l'étoit la teinture de Quinquina.

Mr. Riddle se mit aussitôt à y travailler ; dans le quart du tems qu'on est à tirer la teinture du Quinquina, il tira une belle teinture du Guy, & m'en apporta d'abord une bouteille, ce qui me fit un plaisir infini.

Plusieurs Chimistes ont vanté l'esprit de Guy comme une chose excellente pour tirer la teinture du Corail rouge ; comme il est ordinaire à beaucoup de ces Messieurs de publier les choses sur la foy des autres, ou sur leur propre fantaisie, j'ay résolu de ne me fier à personne, & d'essayer la chose moy-même ; mais après tous mes soins, qu'il ne serviroit de rien de détailler icy, je ne tiray rien du Corail qu'on put appeller sa teinture.

Par les plus exactes observations que j'aye pu faire jusqu'a present, j'ay reconnu que la principale vertu & energie du Guy consiste dans sa résine, comme celle du Quinquina ; c'est pourquoy l'esprit de vin rectifié en peut tirer une teinture qui en contienne toutes les vertus ou au moins la plus grande partie.

Je suis sûr par une experience de

plusieurs années que la teinture de Quinquina guerira une fiévre quarte inveterée mieux que n'en fera la poudre ; or quand la teinture est tirée de l'écorce, ce qui reste ne vaut pas plus que de la scieure de bois, qui ne peut jamais être digerée, & qui au contraire en séjournant dans l'estomach & dans les replis des intestins peut causer beaucoup de mal, mais il n'en est pas ainsi de la poudre de Guy qui est plus ouverte, plus mucilagineuse, & par consequent ne peut s'arreter nulle part pour causer du mal.

Il est aussi vray-semblable que ce mucilage qui est dans la poudre du Guy & qui l'empêche de causer aucun mal, peut tellement en envelopper la partie resineuse, qu'il pouroit bien l'empêcher de faire tout le bien qu'elle pouroit faire, dissoute dans l'esprit de vin.

Il

Il eſt à remarquer que l'eſprit de vin rectifié ne touche pas plus la partie mucilagineuſe du Guy, que la poudre ou ſcieure de Quinquina.

Je ſuis donc à preſent pleinement convaincu que le Guy eſt un ſecond ſpecifique pour la cure des Epilepſies, comme le Quinquina l'eſt pour guerir les fiévres intermittentes.

Dans une vieille fiévre quarte obſtinée, le Quinquina ne réuſſit pas ſans peine & ſans beaucoup de tems, & quelquefois point du tout ſans l'aſſiſtance du ſel de Mars ou quelque autre aide : ſouvent même après quelque irregularité, ou pour avoir ſouffert du froid, elle revient avec plus de violence qu'auparavant.

Il en eſt de même des Epilepſies inveterées & autres maladies convulſives, le Guy ſeul n'eſt quelquefois pas ſuffiſant, il luy faut le ſecours de l'*Aſſa fœtida*, & quelquefois d'autres choses, qui d'elles-mêmes ne seroient d'aucun effet. Quelquefois par certains accidens, ou pour avoir souffert du froid, le mal revient, comme fait la fiévre quarte.

S'il arrive qu'on ne réussisse pas dans la cure des Epilepsies inveterées, cela peut venir de ce que la tissure des nerfs du cerveau est tellement alterée que rien n'est capable de les rétablir; ce n'est pas une raison pour prouver que le remede ne soit pas un specifique en general pour la cure des Epilepsies, comme très certainement c'en est un, qui fera toujours quelque bien à ceux qu'il ne guerira point.

Mais dans les Epilepsies nouvelles & dans le *Chorea Sancti Vitis* même, il guerira aussi certainement que le Quinquina poura faire la fiévre quarte, & c'est un remede d'autant plus grand, qu'une de ces maladies est bien plus grande que l'autre : mais aussi demande-t-il plus de tems pour en venir à bout, que ne fait le Quinquina.

Dans les maladies de consomption qui proviennent de l'alteration des poumons ou de quelque partie noble, il est très ordinaire de voir pendant que la matiere se forme, qu'il arrive une fiévre reglée semblable à la fiévre tierce, commençant d'abord par un grand froid, puis ensuite une fiévre chaude qui se termine par une grande sueur.

Le Quinquina ne manque guere de faire cesser les accès de cette fiévre pour un tems ; mais je n'ay point encore remarqué qu'il l'ait empêchée de revenir & avec plus de violence qu'auparavant, & des suites bien plus dangereuses pour le malade que s'il n'en avoit jamais pris ; je me flate que j'en pourois donner la raison, mais cela seroit icy hors de place.

Il arrive souvent des Epilepsies & autres maladies convulsives qui sont symptomatiques, & les suites de quelqu'autre maladie ou de quelque accident, comme, par exemple, des vers qui rongent les membranes les plus sensibles des intestins, des pierres arretées dans l'uretere, des nerfs, ou des tendons blessés &c.

Le Guy donne ordinairement beaucoup de soulagement aux personnes attaquées de ces maux; & s'il ne les guerit pas, l'on peut dire qu'au moins il ne leur fera aucun mal, ce qu'on ne peut pas dire du Quinquina. Par le moyen du Guy, les Médecins & Chirurgiens peuvent gagner du tems, ce qui est d'une grande consequence (*qui dat tempus dat vitam*) & qui donne souvent les moyens de venir à bout

des

des plus grandes maladies, & des plus terribles accidens.

Depuis l'impression de la premiere Partie de cette Dissertation, environ à la mi-Decembre, un fort honneste homme de cette Ville, m'amena son fils unique âgé de huit ans ou environ ; il y avoit un an & demy qu'il avoit eu la petite verole ; peu après être gueri, il fut attaqué d'Epilepsie, le pere eut aussi-tôt recours à un Medecin fameux, celuy-cy ne reüssissant point, il s'adressa â un autre, & puis à un troisiéme ; mais tout ce qu'on luy fit ne servit de rien, au contraire son mal augmentoit chaque jour, de façon que ses parens desesperant de le guerir cesserent de luy faire prendre aucun remede : cependant le pere ayant lû la Dissertation que je venois de publier, il changea d'avis & m'amena son fils.

C'étoit un des plus tristes spectacles qu'on pût voir, cet enfant autrefois d'un temperament vif, & d'une conception aisée, étoit devenu stupide. Lorsqu'il étoit hors de ses accès, tous ses muscles étoient en mouvement, s'il étoit assis, il s'élançoit hors de sa chaise comme un trait, frappant sa tête contre la muraille & tout ce qui se trouvoit devant luy; de maniere qu'on étoit obligé d'avoir toujours une personne avec luy, de crainte qu'il ne se cassât la tête, ou ne se jettât dans le feu; voicy ce que je luy ordonnai.

« Prenez de la poudre de Guy « séchée de la maniere décrite « cy-devant une once; *Assa fœtida* « un gros, syrop de Pivoine une « quantité suffisante pour en faire « un electuaire.

Je luy ordonnay de prendre de cet opiat gros comme une noix muscade le matin, à cinq heures après midy & au soir, & de boire après chaque prise un bon verre de l'infusion suivante.

Prenez les tiges, feüilles, fruits » & rejettons du Guy concassés dans » un mortier quatre onces ; fleurs » de Pivoine rouge une poignée, » une pinte d'eau boüillante mesu- » re de Paris : mettez le tout en in- » fusion au coin du feu dans un pot « bien fermé pendant deux heures, » passez-le, & l'adoucissez avec deux » onces de syrop de Pivoine. »

Pendant plus d'un mois il ne sentit aucun soulagement, au contraire ses accès étoient & plus frequens & plus violens qu'ils n'avoient été au commencement, cela ne découragea cependant point ses parens, on continua, & ils eurent enfin leurs soûhaits accomplis, lorsqu'il commença à se trouver mieux, on vit sensiblement sa santé revenir, & à la fin de Mars il fut parfaitement gueri, & reparut avoir autant de vivacité & de conception qu'aucun enfant que j'aye vû.

Pour plus de sûreté je luy fis continuer le remede soir & matin pendant deux ou trois mois, depuis lequel tems il n'a eu aucun accès.

Le Guy tient ordinairement le ventre libre, quand il ne le fait pas, il est bon tous les trois ou quatre jours de donner quelque douce purgation, & jamais rien de fort, ce qui fait toujours beaucoup de mal dans toutes les maladies épileptiques.

Cet enfant eut toujours le ventre libre, de façon qu'on ne luy donna rien que ce qui est marqué cy-dessus, depuis le commencement jusqu'à la fin.

J'avoüe, que lorsque je vis cet enfant, d'abord je trouvai son mal si grand que je désesperois de sa guerison, mais graces à Dieu j'y fus moy-même trompé.

Le 27. de Decembre on m'envoya chercher pour voir une jolie & jeune Demoiselle d'onze ans, dont l'état étoit des plus facheux, elle étoit tourmentée du *Chorea sancti viti* d'une façon si étrange, qu'on n'a peut-être jamais rien vû de pareil.

Son entendement étoit troublé & sa parole si embarassée qu'à peine pouvoit-on entendre ce qu'elle disoit ; tous les muscles de son corps étoient en convulsion perpetuelle, fut-elle levée ou couchée elle ne pouvoit se ténir debout ni se servir de ses mains pour manger, elle étoit des trois ou quatre nuits par semaine sans pouvoir dormir, mais les passoit dans des cris horribles & des plaintes & lamentations des plus tristes.

Elle avoit été attaquée environ trois ans auparavant de legers accès d'Epilepsie, ce qui engagea sa mere à envoyer chercher un des plus habiles Médecins de la Faculté, je suis sûr qu'il la traita avec toute la compassion & tout le soin possible, mais toutes ses peines furent inutiles, & malgré tout ce qu'il pût faire, la maladie en vint au point qu'on vient de voir cy-dessus.

Je fis ce que je pus pour qu'on continuât de voir le même Medecin, mais on n'en voulut pas entendre parler ; voicy donc ce que j'ordonnai le 27. Decembre 1718, (il est à remarquer que cette jeune Demoiselle donna en moins d'une semaine des signes d'amendement.)

« Prenez de la poudre de Guy « un scrupule, syrop de Pivoine « une quantité suffisante pour en « faire un *bolus* à prendre de six en « six heures ; en buvant après cha« que prise six ou sept cuillierées de « l'infusion suivante.

R. « Du Guy concassé comme il est

dit cy-devant, trois onces, fleurs » de Pivoine demy poignée, eau » boüillante vingt onces ; mettez » le tout en infusion pendant une » heure au coin du feu dans un » pot bien fermé : ayant passé la » liqueur, ajoutez de l'eau de Pi- » voine composée, & du syrop de » Pivoine de chaque une once. »

Le 29. j'ordonnay la purgation suivante, & aussitôt après qu'elle auroit cessé d'operer, de continuer le *bolus* & l'infusion ; & pour la soulager plus promptement dans le triste état où elle étoit, j'ordonnay sous ses pieds une emplâtre que j'ay souvent remarqué être d'un très bon usage dans les maladies des nerfs & de la tête.

Purgation.

Prenez deux onces d'une dé- » coction de Séné, de la Manne »

« demy - once, eau de Pivoine « composée deux gros ; mêlez le « tout & en faites une potion pour « être donnée le matin.

Emplâtre pour les Pieds.

R. « *Galbanûm* passé trois gros, « poudre de Muscade un gros ; mê- « lez le tout ensemble & l'étendez « sur un cuir pour être appliqué « sous les pieds.

Le dernier de Decembre, j'ordonnay qu'on réiterât la Purgation, & qu'on continuât toujours le *bolus* & l'infusion ; le mal continua pendant la nuit, mais les convulsions dans les nerfs cesserent ; j'ordonnay que dans le tems de ses paroxismes, on luy fit prendre souvent une cuillierée du mêlange suivant, qu'on lui appliquât sur le nombril l'Emplâtre de *Galbanum*, & qu'il fût aussi renouvellé sous ses pieds.

Assa

R. *Aſſa fœtida* deux ſcrupules, »
eau de Ruë & de Pouliot de »
chacun quatre onces, eau de Pi- »
voine composée une once, eſprit »
de Lavende composé un gros, «
Sucre fin demy-once ; mêlez »
bien le tout enſemble. »

Le trois de Janvier elle étoit »
beaucoup mieux, j'ordonnay trois »
grains d'*Aſſa fœtida* & une goute »
d'huile de Romarin pour être »
ajoutés au *bolus.* »

Elle continua ainſi juſqu'à la fin de Janvier, devenant ſenſiblement de mieux en mieux ; c'eſt pourquoy je ne luy fis plus prendre le *bolus* & l'infuſion que trois fois le jour, ce qu'elle continua juſqu'à la fin de Février, auquel tems elle ſe trouva auſſi bien qu'elle eut jamais été auparavant ; elle marchoit & parloit parfaitement bien, elle ſe ſervoit non ſeulement de ſes mains pour manger, mais elle couſoit pour s'amuſer.

Pour plus de sûreté, j'ordonnay qu'on continuât le *bolus* & l'infusion soir & matin jusqu'à la fin d'Avril, ce qu'on executa regulierement & elle continue de se porter parfaitement bien, sans qu'on voye la moindre apparence qu'elle ait été si long tems travaillée d'une maladie aussi terrible.

Dans le mois de Mars dernier, je fus appellé chez un malade qui étoit dans un état pitoyable par la complication de plusieurs maladies, dont l'une étoit un Astme convulsif qui le fatiguoit si fort qu'il me dit qu'il n'avoit pu rester au lit une nuit entiere depuis plus de trois mois, étant obligé d'être assis dessus les fenestres de sa chambre ouvertes.

Je ne rapporteray rien de ses autres maux qui le fatiguoient extremement (dont pourtant il a été parfaitement gueri), je diray seulement l'effet du Guy par rapport à son Astme.

Je luy ordonnay d'avaller un bon verre de l'émulsion suivante tous les jours avant de se coucher, & de boire la bouteille entiere pendant la nuit, si le sommeil ne l'en empêchoit pas.

Je me souvins que Van Helmont appelle l'Astme *Caducus Pulmonum*, ce qui me donna occasion de luy prescrire le Remede suivant.

R. Quatre onces de Guy concassé » infusées pendant une heure dans » une pinte d'eau boüillante mesure » de Paris, & après qu'elle a été » passée & refroidie, y ajouter un » demi-septier de bon vin blanc de » Lisbonne ou vin d'Espagne, & » en faire une émulsion avec deux « onces d'amandes mondées & de » Sucre en quantité suffisante. »

Il n'eut pas depuis un seul accès de son Asthme. Il faut aussi remarquer qu'il prit une grande quantité de Guy chaque nuit. Quoyque j'aye observé & que je sois à present convaincu que la partie la plus active du Guy consiste dans sa résine, qui ne se peut bien extraire qu'avec l'esprit de vin ; cependant n'étant pas un corps si dur & si compact que le Quinquina, l'eau ne laisse pas d'en tirer par infusion une bonne partie, ce qu'elle ne feroit pas du Quinquina : & autant que je puis appercevoir, son mucilage est excellent dans bien des rencontres, & principalement pour les jeunes enfans, pour émousser l'acrimonie de la bile qui est sujette à leur donner des tranchées ; de façon que la poudre est meilleure pour eux que si on leur donnoit autrement ; mais il faut pour tout cela du tems, & une plus longue experience.

Tout ce que j'ay fait jusqu'à present a été par le moyen de la poudre

dre & de l'infusion ; si par le moyen de la teinture, je puis faire quelques nouvelles découvertes, j'en feray part au Public ; il n'y a que quelques semaines que j'ay de la teinture, & il y a lieu de croire qu'on en doit attendre de très bons effets.

La quantité de Guy que je fis prendre à cette personne chaque nuit, me donne lieu de croire que plusieurs bons remedes sont regardés comme indifferens, parce qu'on n'en prend pas assez, ou qu'on ne les continue pas assez long tems.

Je ne fais guere plus de cas presentement des Epilepsies nouvelles & convulsions ordinaires (qui auparavant me donnoient beaucoup de peine par la difficulté d'en venir à bout), que je fais d'une fiévre quarte, quoyqu'à en juger par l'apparence exterieure & par la nature du mal, elles soient bien plus terribles.

Les exemples qu'on vient de rapporter doivent suffire pour démontrer que le Guy commun est un grand remede, & dont on doit faire beaucoup de cas.

J'ay feüilleté plusieurs Livres depuis que la premiere partie de cette Dissertation a été publiée, pour voir si je ne pourois rien découvrir de nouveau touchant l'histoire naturelle de cette plante, mais je ne vois rien à ajoûter ni à rétracter de ce que j'ay avancé.

Jean Bauhin en a traité plus au long qu'aucun que j'aye lû, Scaliger en a aussi parlé, mais il me paroît qu'il n'avance que des Paradoxes : enfin je n'en vois pas beaucoup qui y fassent attention, excepté Cardan qui croit qu'elle contient quelque chose de très extraordinaire ; quoiqu'il en soit, il me paroît qu'il n'y a eu que les Druides qui sans s'être expliqués, en ayent connu le vray merite.

Dans les autres arbres qui sont provignés par Greffe ou par Ecusson, les Greffes ou Ecussons paroissent être de la même substance que la tige sur laquelle ils sont inserés ; mais il n'en est pas de même du Guy, comme il paroît clairement à quiconque y fait attention, & comme je puis le faire voir à qui le voudra.

Je tiens du Docteur Willis que le plus grand soûhait du grand Crato étoit de sçavoir avant mourir qu'on eut decouvert un specifique pour la cure de l'Epilepsie ; je suis très sincerement persuadé, tant par les experiences citées que par celles que j'ay faites en outre en des cas très differens les uns des autres, que le Guy est un specifique pour la cure de ces sortes de maladies ; & je puis aussi facilement prouver qu'il en est un suivant l'hipotése du Docteur Willis, que suivant celle de Marcûs-Marci.

Pendant que j'écrivois cecy, j'ay été appellé chez un homme qu'on me disoit mourant & qui certainement avoit toutes les apparences d'une mort prochaine, il avoit le poulx tremblant, des sueurs froides & gluantes, des convulsions dans les tendons & une parole entrecoupée, de façon qu'on ne pouvoit à peine l'entendre; je luy donnay une grande dose de poudre & de teinture de Guy mêlée avec de la cochenille dans un julep, il étoit assez tard, & le lendemain matin je le trouvay infiniment mieux à mon grand étonnement, je crois à la verité que sans le Guy le malade seroit mort la nuit, sans faire de tort à la cochenille, qui est un grand remede dans les fiévres de toutes especes, & dont on doit faire beaucoup de cas; mais j'auray peut-être occasion d'en parler dans un autre lieu.

Je soûhaite fort qu'on ait soin de bien sécher l'écorce des grosses branches avec les feüilles les fruits & les rejettons, car elle est tout aussi bonne, & peut-être meilleure: mais pour ne se point tromper, il vaut mieux mettre le tout ensemble.

Je ne sçais ce qu'il peut y avoir de particulier dans le bois de Guy, jusqu'à present je l'ay toujours fait concasser avec le reste, & m'en suis servi pour les infusions.

Je n'ay point encore osé en ôter les fruits, je suis même persuadé par quelques observations que j'ay faites, qu'ils sont un très grand restaurant pour une nature affoiblie, avalés entiers, verts ou sécs, avec un verre de vin après, à la dose de dix ou douze bayes tous les soirs en se mettant au lit.

Le plus nombreux article de la liste des morts, est celuy des enfans morts de convulsions; voicy la maniere de leur donner le Guy, j'en ay veu des effets surprenans.

« Prenez de la poudre de Guy « deux dragmes, eau de Ruë & de « Pouliot de chacun deux onces, « sirop de Pivoine demi-once ; mê- « lez le tout & en donnez une cuil- « lerée aussi souvent que vous pou- « -rez leur faire prendre.

Si on ne leur peut faire prendre de cette façon, mêlez un peu de la poudre dans leur panade ; s'ils ont le flux de ventre avec fortes tranchées, appliquez sur leur ventre l'Emplâtre suivant.

R. « Thériaque de Venise & huile « de Muscade tirée sans feu de cha- « cun deux dragmes ; mêlez le tout « ensemble & l'étendez sur un cuir « pour en faire un Emplâtre.

Si le cours de ventre continue, donnez-leur le clystere suivant.

« Au lieu de miel, du *Diascor-* « *dium* fait avec le Diacode une dragme, poudre de Guy demy-» dragme, eau de Pouliot trois ou » quatre onces ; mêlez le tout & » en faites un clyſtere pour être » donné chaud. »

S'ils ſont reſſerrés (ce qui arrive rarement quand ils ont des convulſions) donnez-leur un peu de manne dans un julep de Guy ; & ſi cela ne leur rend pas le ventre libre, ſervez-vous du clyſtere ſuivant.

Manne deux dragmes, poudre » de Guy demy-dragme , eau de » Pouliot trois onces, huile de Ca- » momille deux dragmes ; mêlez le » tout & en faites un clyſtere. »

Aux enfans d'environ dix ans on peut leur donner demy-dragme de la poudre avec trois grains d'*Aſſa fœtida* trois fois le jour avec un verre de l'infuſion cy-après.

Aux hommes & aux femmes une dragme avec cinq ou ſix grains d'*Aſſa fœtida* trois ou quatre fois le jour suivant l'exigence des cas, buvant toujours par-dessus un grand verre de l'infusion, ils en peuvent même boire un verre entre chaque prise : plus l'infusion est forte meilleure elle est, pourveu qu'elle ne soit pas si forte qu'elle répugnât à l'estomach.

Quoyque depuis plusieurs années j'aye veu des effets étonnans du Guy cüeilli & préparé à propos, il ne m'est jamais venu dans l'idée d'essayer d'en tirer de la teinture, quoyqu'il y ait long tems que je sois convaincu que sa principale vertu soit dans sa glüe, qui est une espece de résine très douce & maniable, & que je sçeus qu'elle se pouvoit dissoudre dans l'esprit de vin ; j'ay même donné la glüe toute seule, jointe seulement à quelque poudre pour la mettre en pilules, dans une occasion très facheuse, & je l'ay fait avec beaucoup de succés.

Mais

Mais depuis qu'on en a tiré la teinture, ce que l'on n'a que depuis quelques semaines, j'ay lieu de croire par quelques observations que j'en ay déja faites, que dans des cas particuliers, étant jointe à la teinture d'*Assa fœtida*, en petite quantité, elle réussira plus vite & en moins de tems que ne fait la poudre; mais je ne diray point la maniere d'en tirer la teinture, jusqu'à ce que j'en sois mieux informé.

Quoyqu'il en soit, tant la teinture du Guy, que le Guy-même cüeilli dans son tems & preparé avec soin, se trouvent chez Mr. Shorthose Apoticaire vis-à-vis le marché de Hungerford dans le Strand, & chez Mr. Riddle dans la ruë de Villers à Londre.

Au commencement d'Octobre dernier on m'envoya chercher pour une fille âgée de huit ans qui avoit la maladie appellée *Chorea santi vitis* elle ne se pouvoit tenir assise ni debout : ses mains étoient dans un mouvement perpetuel, ne s'en pouvant servir pour manger ny rien soûtenir, sa tête allant perpetuellement de côté & d'autre, & ayant entierement perdu la parole.

C'étoit une maladie nouvelle & qui n'avoit guere commencé que depuis un mois, & au commencement du mois de Novembre elle fut parfaitement guerie.

Afin de prévenir les meprises, je vais encore dire comment on doit faire pour se fournir abondament de Guy, & le conserver toute l'année.

Prenez les feüilles, les fruits, les branches tendres & l'écorce des grosses branches cueillis à la fin de Decembre ; faites sécher le tout sur le four d'un Boulanger où la chaleur est égale, constante & moderée : quand il est parfaitement fec, mettez-le dans une grande bouteille de verre, ou à fon deffaut, de terre, qui doit être bien bouchée de liege avec du cuir pardeffus & confervée en un lieu chaud & fec de peur qu'il ne fe moififfe.

Remarquez que lorfqu'il a été trop grillé, ou qu'après être fec il devient moifi, il perd toute fa force & vertu.

Les tiges qu'on garde pour faire les infufions, doivent être mifes en lieu fec & chaud, après qu'on les a fait fécher avec foin.

D'autant que cette Differtation vient dans un tems propre pour cueillir le Guy, j'efpere qu'il y aura peu de Boutiques d'Apoticaires où l'on n'en trouve de préparé fuivant ce qui a été enfeigné.

Mais fi l'on fait peu de cas de ce que j'ay dit, & que les Apoticaires ne s'en fourniffent point, j'ay donné au Public la maniere d'en préparer, afin que les particuliers puissent en conserver eux-mêmes.

J'avois envie en même tems de publier les remarques que j'ay faites sur les grandes & belles qualités de quelques autres remedes simples, tels que la Cochenille, la Serpentaire de Virginie, & cette herbe si commune qu'on appelle *Prunella*; mais je n'en ay pas encore eu le loisir.

FIN.

J'AY lû par ordre de Monseigneur le Garde des Sceaux la *Dissertation sur le Guy & ses usages* : elle est pleine d'Observations, qui me paroissent devoir être fort utiles au Public, ce 15. Avril 1729.

Signé, VERNAGE.

LOUIS par la grace de Dieu, Roy de France & de Navarre, à nos Amés & feaux Conseillers, les Gens tenans nos Cours de Parlement, Maîtres des Requêtes ordinaires de notre Hôtel, Grand Conseil, Prévôt de Paris, Baillifs, Sénéchaux, leurs Lieutenans Civils & autres nos Justiciers qu'il appartiendra, SALUT : notre bien amé le Sr *x. x. x.* Nous ayant fait suplier de luy accorder nos Lettres de Permission pour l'impression d'un Manuscrit qui a pour titre *Dissertation sur le Guy, Remede pecifique pour la cure des maladies convulsives, par le Sr* COLBATCH *Membre du College de Medecine à Londres, traduit de l'Anglois par M. H. D. S.*; offrant pour cet effet de le faire imprimer en bon papier & beaux caracteres, suivant la feüille imprimée & attachée pour modele, sous le contre-scel des Presentes : Nous luy avons permis & permettons par ces Presentes de faire imprimer ledit Livre cy-dessus specifié, en un ou plusieurs volumes conjointement ou separement, & autant de fois que bon luy semblera, ſur papier & caracteres conformes à ladite feüille imprimée & attachée pour modele ſous notredit contre-ſcel : & de le faire vendre & débiter par tout notre Royaume pendant le tems de trois années conſecutives, à compter du jour de la date desdites Preſentes. Faiſons déſenſes à tous Libraires, Imprimeurs & autres perſonnes de quelque qualité & condition qu'elles ſoient d'en introduire d'impreſſion étrangere dans aucun lieu de notre obeïſſance ; à la charge que ces Preſentes ſeront enregiſtrées tout au long ſur le Regiſtre de la Communauté des Libraires & Imprimeurs de Paris dans trois mois de la date d'icelles ; que l'mpreſſion de ce livre ſera faite dans notre Royaume & non ailleurs ; & que l'Impetrant ſe conformera en tout aux Reglemens de la Librairie ,& notamment à celuy du dix Avril 1725. & qu'avant de l'expoſer en vente le Manuſcrit ou Imprimé qui aura ſervi de copie à l'impreſſion dudit Livre, ſera remis dans le même état où l'Aprobation y aura été donnée, ès mains de notre très-cher & féal Chevalier Garde des Sceaux de France le Sieur Chauvelin ; & qu'il en ſera enſuitte remis d.

exemplaires dans notre Bibliotheque publique, un dans celle de notre Château du Louvre & un dans celle de notredit très-cher & féal Chevalier Garde des Sceaux de France le Sieur Chauvelin, le tout à peine de nullité des Presentes ; du contenu desquelles vous mandons & enjoignons de faire joüir l'Exposant, ou ses ayans cause, pleinement & paisiblement sans souffrir qu'il leur soit fait aucun trouble ou empêchement. Voulons qu'à la copie desd. Presentes, qui sera imprimée tout au long au commencement ou à la fin dud. Livre, foy soit ajoûtée comme à l'original. Commandons au premier notre Huissier ou Sergent de faire pour l'execution d'icelles, tous Actes requis & necessaires sans demander autre Permission, & nonobstant Clameur de Haro, Charte-Normande & Lettres à ce contraires ; Car tel est notre Plaisir. Donné à Paris le treiziéme jour de May, l'An de Grace mil sept cens vingt-neuf, & de notre Régne le quatorziéme. Par le Roy en son Conseil, *signé* SOUBERT.

Registré sur le Registre VII. de la Chambre Royale & Syndicale de la Librairie &c.

Imprimerie de Paris No. 358. Fol. 302. conformément au Reglement de 1723. qui fait deffenses art. IV. à toutes personnes de quelque qualité & condition qu'elles soient autres que les Imprimeurs & Libraires, de vendre, débiter & faire afficher aucuns Livres pour les vendre en leurs noms, soit qu'ils s'en disent les Auteurs ou autrement, & à la charge de fournir les exemplaires prescrits par l'articles CVIII. du même Reglement. à Paris le dix-sept May mil sept cens vingt-neuf. signé, J. B. COIGNARD, Syndic.

www.ingramcontent.com/pod-product-compliance
Ingram Content Group UK Ltd.
Pitfield, Milton Keynes, MK11 3LW, UK
UKHW022120260726
13993UKWH00003B/1133

9 782329 233277